Neelanchal Trivedi
Bhuvnesh Kumar Singh
K. K. Jha

Os milagres da Ayurveda: Tulsi e Aloé vera

Neelanchal Trivedi
Bhuvnesh Kumar Singh
K. K. Jha

Os milagres da Ayurveda: Tulsi e Aloé vera

ScienciaScripts

Publisher:
Sciencia Scripts
is a trademark of
Dodo Books Indian Ocean Ltd. and OmniScriptum S.R.L publishing group

120 High Road, East Finchley, London, N2 9ED, United Kingdom
Str. Armeneasca 28/1, office 1, Chisinau MD-2012, Republic of Moldova, Europe
Printed at: see last page
ISBN: 978-620-7-61103-4

Prefácio

A Ayurveda é um sistema de medicina interessante e emergente, amplamente aceite pelos povos de todo o mundo. A Índia está enriquecida com o seu próprio sistema terapêutico chamado Ayurveda há milhares de anos. Há várias plantas que são distribuídas e cultivadas nos jardins indianos e consumidas não só pelos seus valores medicinais, mas também como produtos comestíveis. As plantas *Tulsi* e *Aloé Vera* são comuns entre elas. Foi efectuada uma investigação sobre o potencial farmacológico de ambas as plantas e a interpretação dos resultados não poderia ser melhor revelada do que a sua publicação neste livro.

O livro intitula-se *"The Miracles of Ayurveda" (Os Milagres da Ayurveda): Tulsi & Aloe vera: A Pharmacological intervention" (Os milagres da Ayurveda: Tulsi e Aloé vera: uma intervenção farmacológica)* porque revela a informação relativa ao *Tulsi* e ao *Aloé vera* personalizada em diferentes capítulos, com ênfase na literatura disponível, no perfil da planta e nas propriedades farmacológicas.

O objetivo deste livro é partilhar conhecimentos sobre a utilização de *Tulsi & Aloe Vera* como medicamento, para que os leitores possam reconhecer o poder do sistema de medicina Ayurvédica e possam ter o substituto para a sua terapia contra quase todas as doenças com os produtos de origem natural, sem efeitos secundários ou com efeitos secundários mínimos, bem como sendo o custo eficaz quando comparado com o sistema alopático de medicamentos.

Agradecimentos

Gostaríamos de expressar a nossa gratidão às muitas pessoas que acederam à escrita deste livro; a todos aqueles que nos deram apoio, falaram sobre o assunto, leram, escreveram, fizeram comentários, permitiram que citássemos as suas observações e ajudaram na edição, revisão e conceção.

*Gostaríamos de agradecer à **Lambert Academic Publishing** por nos ter permitido publicar este livro. Acima de tudo, quero agradecer a todas as pessoas que nos apoiaram e encorajaram, apesar de todo o tempo que nos separou delas. Foi uma viagem longa e difícil para eles.*

Por último, mas não menos importante: Pedimos perdão a todos aqueles que estiveram connosco ao longo dos anos e cujos nomes deixámos de mencionar.

Índice

Capítulo 1

1.0 Introdução

A medicina ayurvédica ("Ayurveda") é um dos sistemas terapêuticos holísticos mais antigos do universo. Foi fundada há mais de 3.000 anos na Índia. Baseia-se na convicção de que a saúde e o bem-estar assentam num equilíbrio delicado entre o corpo, a mente e o espírito. A Ayurveda tem como principal objetivo promover uma saúde íntegra. Mas a gestão pode ser acelerada para problemas de saúde específicos. Nos EUA, é considerada como uma forma de equilíbrio e substituição da medicina alopática.

Os adeptos da terapia ayurvédica acreditam que todo o universo, vivo ou morto, está ligado entre si. "Se a sua mente, corpo e espírito estão em harmonia com o universo, isso significa que tem uma boa saúde e quando algo interrompe este equilíbrio, isso reflecte-se numa doença. Entre as coisas que podem perturbar este equilíbrio consideram-se os defeitos genéticos ou de nascença, as lesões, as alterações climáticas e sazonais, a idade, incluindo as emoções.

Os praticantes de Ayurveda acreditam que cada pessoa é composta por 5 elementos básicos encontrados universalmente, ou seja, espaço, ar, fogo, água e terra. Estes elementos juntam-se no corpo humano para formar três energias de vida chamadas *doshas*. Estes controlam a forma como o corpo funciona e são considerados *Vata dosha* (espaço e ar), *Pitta dosha* (fogo e água) e *Kapha dosha* (água e terra). Cada pessoa recebe uma mistura única destes 3 doshas. Mas um é normalmente mais forte do que os outros. Cada um controla uma função única do corpo.

Segundo a ayurveda, acredita-se firmemente que a ocorrência de doenças e outros problemas de saúde que se desenvolvem no corpo estão ligados ao equilíbrio dos doshas.

1.1 Vata Dosha

A Ayurveda considera-o o mais poderoso dos três doshas. Controla as funções básicas do corpo, ou seja, a divisão celular. Também controla a mente, a respiração, o fluxo sanguíneo, a função cardíaca e a capacidade de eliminar os resíduos através dos intestinos. As coisas que o podem estragar incluem hábitos alimentares, medo, tristeza e ficar acordado até muito tarde. Se vata dosha for a força vital primária, é certo que desenvolverá doenças como asma, doenças cardíacas, ansiedade, problemas de pele, bem como artrite reumatoide.

1.2 Pitta Dosha

Esta energia controla a digestão, o metabolismo (biotransformação) e algumas hormonas que estão ligadas à fome. As coisas que podem perturbar incluem comer alimentos ácidos ou picantes, bem como passar demasiado tempo exposto ao sol. Se continuar a ser a principal força vital, a condição torna-se mais suscetível de produzir doenças como a doença de Crohn, tensão arterial elevada, doenças cardíacas e outras infecções.

1.3 Kapha Dosha

Esta força vital está relacionada com o crescimento muscular, a força e a estabilidade do corpo, o peso e o sistema imunitário. Pode ser perturbada pelo sono durante o dia, pela ingestão de demasiados hidratos de carbono e por hábitos alimentares ou de consumo de bebidas que contenham uma grande quantidade de sal ou água. Se for a principal energia vital, pode desencadear asma e distúrbios respiratórios, incluindo diabetes, cancro, náuseas depois de comer e resultar em obesidade.

1.4 Tratamento Ayurvédico

Um médico ayurvédico concebe um plano de tratamento especificamente concebido de acordo com as necessidades. É tido em conta o estado físico e emocional único, a força vital primária, incluindo o equilíbrio entre todos estes três elementos necessários. O objetivo do tratamento é limpar o corpo de materiais alimentares não eliminados, que podem permanecer no corpo e levar à doença. O processo de limpeza é designado por "panchakarma" e tem por objetivo reduzir os sintomas, restabelecendo a harmonia e o equilíbrio do corpo. Para conseguir estas abordagens, um médico ayurvédico pode basear-se na purificação da massagem sanguínea com óleos medicinais, ervas e enemas ou então utilizar laxantes.

1.5 Benefícios dos medicamentos ayurvédicos em relação ao tratamento alopático

No entanto, a Ayurveda é extremamente popular e é seguida principalmente na

Índia por valores medicinais. É considerada como um tratamento alternativo que ajuda a curar várias doenças crónicas que não podem ser completamente curadas com medicamentos alopáticos. A Ayurveda é sobretudo uma forma espiritual e tradicional de curar uma doença. Os benefícios dos medicamentos ayurvédicos em relação ao tratamento alopático continuam a ser sempre uma vantagem, uma vez que têm menos efeitos adversos. "Os medicamentos ayurvédicos tratam da cura permanente da pessoa e do tratamento eficaz da doença. Além disso, sugerem também um estilo de vida adequado para melhorar a nossa saúde geral. Por outro lado, o objetivo do tratamento alopático é proporcionar um alívio imediato, destruindo os germes, bactérias, vírus, etc., que causaram a doença. No entanto, não pode garantir que a doença seja curada de forma permanente. Os medicamentos ayurvédicos são relativamente mais baratos, uma vez que são maioritariamente produzidos a partir de diferentes tipos de plantas e ervas facilmente disponíveis. Os medicamentos ayurvédicos consistem em ervas naturais e extractos de frutas, legumes, especiarias, etc., que ajudam a curar doenças sem quaisquer efeitos secundários. A maior parte dos medicamentos alopáticos são preparados sinteticamente e, por conseguinte, têm um ou outro efeito secundário. Por outro lado, os medicamentos ayurvédicos são basicamente medicamentos naturais que, na sua maioria, são inofensivos para o nosso corpo. A alopatia trata as doenças oferecendo uma solução que pode produzir efeitos secundários. A alopatia é uma profissão que gera dinheiro. Já o tratamento ayurvédico é um serviço altruísta para desenvolver um estilo de vida saudável. Uma vez que os medicamentos ayurvédicos utilizam produtos orgânicos, são amigos do ambiente e, por conseguinte, ajudam a salvar a floresta e a atmosfera da perigosa poluição química. Os medicamentos ayurvédicos descontaminam o nosso corpo, enquanto alguns medicamentos alopáticos limpam-no parcialmente. Os medicamentos ayurvédicos concentram-se principalmente na causa do problema para curar o sistema específico do nosso corpo; e, por conseguinte, podemos manter uma boa saúde durante muito tempo. Enquanto a alopatia se concentra nos sintomas e não na causa.

Os medicamentos ayurvédicos são altamente eficazes na cura de doenças crónicas, especialmente doenças relacionadas com o nosso fígado; em comparação com o tratamento alopático. Isto deve-se ao facto de existirem alguns medicamentos ayurvédicos que incluem alguns ingredientes eficazes que podem rejuvenescer o nosso fígado. Embora vários medicamentos alopáticos sejam feitos com ingredientes naturais, são fabricados artificialmente em laboratórios e podem também incluir alguns produtos químicos. Enquanto os medicamentos ayurvédicos são produzidos a partir de ingredientes naturais, sem quaisquer produtos químicos. A alopatia é um sistema moderno de tratamento médico que oferece soluções rápidas mas temporárias para determinadas doenças. Por exemplo, não pode oferecer uma solução permanente para algumas doenças graves, como a iterícia, as hemorróidas, a artrite, etc. Por outro lado, a Ayurveda pode curar com êxito estas doenças. Os medicamentos ayurvédicos proporcionam um alívio relativamente lento mas permanente, porque se concentram na causa originária para curar a área afetada e o sistema relacionado do nosso corpo."

Os medicamentos ayurvédicos são extremamente valiosos, pois ajudam a curar eficazmente o corpo humano e também a reavivar a nossa mente e alma, o que é comprovado por uma literatura meticulosa integrada em apoio do tratamento ayurvédico de quase todas as doenças.

Por isso, este livro intitulado *"Os Milagres do Sistema Ayurvédico de Medicamentos: Tulsi & Aloe Vera"* tornou-se uma necessidade para o bem-estar da saúde humana em todo o mundo, falando sobre duas plantas milagrosas **"Tulsi"** (*Ocimum tenuiflorum*) e **"Aloe vera"** (*A. barbadensis Mill.*) que estão amplamente disponíveis e são extremamente consumidas pelas suas potencialidades terapêuticas na Índia, devido ao seu maravilhoso significado no sistema de medicina ayurvédica.

Capítulo 2

2.1 Revisão da literatura:

2.1.1 Literatura sobre "Tulsi" (*Ocimum tenuiflorum*)

Naik L. S. *et. al.*, **(2015)** realizaram a atividade antimicrobiana com análise fitoquímica do extrato de folhas de *Ocimum tenuiflorum*. O rastreio fitoquímico das folhas da planta revelou a presença de alcalóides, saponinas, glicosídeos cardíacos, flavonóides, esteróides, taninos e fenol. Os extractos de hexano, acetona e metanol das folhas de *Ocimum tenuiflorum* L. foram preparados para a atividade antimicrobiana. A atividade antimicrobiana foi avaliada utilizando o método de difusão em disco contra certos agentes patogénicos bacterianos gram-positivos e gram-negativos. Os extractos de acetona possuíam uma vasta gama de potencial antimicrobiano, enquanto o extrato de metanol apresentava um grau ligeiramente inferior de potencial antimicrobiano.

Aggarwal A. *et. al.,* **(2015)** analisaram o *Ocium Tenuiflorum* pelas suas utilizações versáteis. De acordo com a literatura, foi afirmado que países como a Índia e o Nepal estavam a utilizar estas plantas brutas como medicamento desde o período védico e a estimativa da Organização Mundial de Saúde mostrou que 80% da população mundial das zonas rurais dependia de medicamentos habituais à base de plantas como o seu principal sistema de cuidados de saúde, pelo que o estudo sobre as especularidades e o alargamento das utilizações dos recursos regulares das plantas medicinais estavam a obter o maior interesse para a área de investigação. Verificou-se que estas plantas medicinais são ricas em metabolitos secundários, considerados como fontes avançadas de medicamentos e óleos essenciais de importância terapêutica. *Ocium Tenuiflorum* também conhecido como *Ocimum sanctum, Holi Basil*, ou *Tulasi*, é tradicionalmente utilizado desde os tempos antigos da civilização na Índia e, por isso, é recordado como a "Rainha das Ervas". *O Ocimum sanctum* contém carvacrol (3%), 7,0% de eugenol e éter metílico de eugenol (20%). Também possui cariofilina, ácido ursólico, timol, ácido rosmarico, citral, metil chavicol, carvacrol e β-cariofileno como fitoconstituintes activos.

Sampath S. *et. al.*, (2015) realizaram um estudo controlado por placebo e interpretaram que o extrato de folhas de manjericão sagrado (*Ocimum sanctum* Linn.) melhora parâmetros cognitivos específicos em voluntários adultos saudáveis, uma vez que *o Ocimum sanctum* possui efeitos neuroprotectores, ou seja, efeitos de melhoria da cognição e de alívio do stress em modelos animais, com base na literatura exaustiva disponível. No entanto, não existem estudos clínicos que documentem estes efeitos terapêuticos.

Jiyauddin K. *et. al.,* **(2015)** compararam a atividade antibacteriana do extrato etanólico de *ocimum Tenuiflorum* L. e *Plectranthus amboinicus* L. contra

Staphylococcus aureus, pseudomonas Aeruginosa e escherichia-coli utilizando métodos de difusão de disco nas bactérias gram negativas e gram positivas. Os resultados revelaram que o *P. amboinicus* mostrou um maior potencial antibacteriano contra *S. aureus, P. aeruginosa e E. coli* na concentração de 100 mg/mL com uma zona de inibição de 14 mm, 12 mm e 10 mm, respetivamente.

Jayakrishnan R. *et. al.,* **(2015)** efectuaram a evolução temporal do teor de clorofila nas folhas da planta *Ocimum tenuiflorum durante o* dia. A clorofila é um pigmento verde que se encontra em todas as plantas, algas e cianobactérias (azul Vital para a fotossíntese, a clorofila permite que as plantas obtenham energia da luz convertendo os raios solares em energia química. anel, comum a uma variedade de moléculas orgânicas que ocorrem naturalmente.

Kayastha B. L. *et al.,* **(2014)** avaliaram a atividade antimicrobiana do extrato de folhas de *Ocimum sanctum* em água da torneira normal e água de rio local utilizando diferentes concentrações (100 a 600 mg) de extrato. Durante o estudo, a concentração de 600 mg de água tratada com extrato exibiu um potencial antimicrobiano eficaz durante 15 a 16 horas, quando comparada com outras concentrações de extrato. Os 500 mg de água tratada com extrato revelaram um potencial antibacteriano de 95 a 98% às 14 a 16 horas. A concentração bacteriana mínima foi observada nas concentrações de 500 e 600 mg de extrato. Os resultados mostraram que a concentração de células bacterianas foi introvertida de forma constante durante uma hora através da técnica de placa espalhada.

Kumar M. *et. al.* **(2014)** estimaram e caracterizaram os flavonóides em duas formas diferentes de *Ocimum*. Os flavonóides representam um enorme grupo de compostos polifenólicos naturais provenientes de plantas como seus constituintes secundários. A importância dos flavonóides foi amplamente examinada pelo seu potencial antibacteriano, anti-inflamatório, antiviral, antimutagénico, antioxidante, antialérgico e anticancerígeno. *Ocimum tenuiflorum*, uma planta diploide pertencente à família *Lamiaceae*, frequentemente conhecida como "Tulsi", é considerada uma das principais ervas celestiais no sistema tradicional indiano de medicina ayurvédica. Verificou-se que os extractos são amplamente utilizados por numerosas razões de saúde em tónicos como imunomoduladores, antioxidantes, neuroestimulantes, incluindo os tratamentos de constipação comum e tosse. Verificou-se que a planta ocorria em duas formas exóticas diferentes: "Krishna Tulsi" exibia folhas de cor púrpura a vermelho-escuro com caules em todas as fases de progressão, enquanto as folhas e caules de "Sri/Lakshmi Tulsi" eram de cor verde. O principal objetivo deste estudo foi isolar e caraterizar os flavonóides das folhas de duas formas diferentes de *O. tenuiflorum* utilizando a espetroscopia de massa UPLC ESI. O conteúdo total de flavonóides foi de 547 e 251,1 mg/gm como peso seco nas formas vermelha e verde de tulsi, respetivamente. Foram reconhecidos sete flavonóides diferentes na forma vermelha da tulsi e seis na forma verde através da técnica de espetroscopia de massa UPLC-ESI, mas as suas concentrações diferiram nas duas formas.

Subramanian G. *et. al.,* **(2014)** estudaram as propriedades antimicrobianas de diferentes extractos de folhas de Tulsi (*Ocimum tenuiflorum*) (etanol, metanol, acetato de etilo e clorofórmio) contra três agentes patogénicos humanos *Escherichia coli*, *Staphylococcus aureus* e *Candida albicans* utilizando o método de difusão em poço e placa de veneno. Ambos os métodos, ou seja, difusão em poço e placa de veneno, possuem o potencial potente do extrato metanólico. Assim, o resultado concluiu a potente atividade antimicrobiana do extrato metanólico entre todos os *agentes patogénicos Escherichia coli, Staphylococcus aureus* e Candida *albicans.*

Agarwal S. *et. al.*, **(2013)** caracterizou farmacognosticamente o *Ocimum Spp.* devido à sua importância medicinal. Foi revisto que 80% da população mundial dependia total ou parcialmente do sistema de medicina tradicional para as suas necessidades de cuidados de saúde primários. No entanto, faltava uma documentação adequada de *Ocimum* spp e muitas vezes os adulterantes eram passados como medicamentos genuínos.

Rabeta, *et. al.,* **(2013)** estudaram os efeitos da secagem, do chá fermentado e não fermentado de *Ocimum tenuiflorum* L. na capacidade antioxidante. Folhas frescas de *Ocimum tenuiflorum* foram submetidas a liofilização, secagem a vácuo e depois transformadas em chá fermentado e não fermentado. As amostras foram extraídas com água destilada. Os fenólicos totais, os flavonóides totais, o teor de taninos condensados, as antocianinas e a capacidade antioxidante total (TAC) foram avaliados utilizando os ensaios de poder antioxidante redutor férrico (FRAP) e de capacidade de eliminação do radical 1,1-difenil-1-picrilhidrazil (DPPH). Os resultados mostraram que a secagem das folhas frescas de *Ocimum tenuiflorum* e a sua transformação em folhas de chá aumentaram consideravelmente (P < 0,05) o potencial antioxidante, o teor de fenólicos totais, o teor de flavonóides totais e o teor de taninos condensados. Contudo, o teor de antocianinas registou uma redução acentuada após a secagem. O estudo concluiu que a técnica de secagem em vácuo parece produzir um produto com melhor qualidade de potencial antioxidante do que a liofilização. Por conseguinte, a secagem em vácuo poderia ser utilizada como substituto da liofilização, uma vez que é também mais barata do que esta última.

Deo B. *et. al.,* **(2013)** realizaram a avaliação das actividades antioxidantes e do ensaio de fenólicos totais de *Ocimum tenuiflorum a* partir de extrato metanólico e etanólico de folhas utilizando métodos de eliminação de radicais livres, eliminação do radical DPPH, teor de fenólicos totais e eliminação do radical FRAP. Os potenciais de eliminação de radicais livres foram comparados com antioxidantes padrão como o ácido ascórbico. Os resultados mostraram que o teor fenólico mais elevado foi de 3,66g/100gm. O extrato de folhas de *Ocimum tenuiflorum em* etanol:água (70:30) indicou uma elevada inibição da atividade DPPH. O potencial antioxidante total máximo dos extractos foi medido como sendo 211,5 Fe (II)/g para extractos de etanol:água (70:30). O estudo revelou conclusivamente que o extrato pode apresentar muitos efeitos benéficos através do seu potencial antioxidante e, por conseguinte, ser utilizado em várias formulações de medicamentos.

Madhan D. *et al.,* **(2013)** realizaram o estudo de exame da superfície do extrato de *Ocimum tenuiflorum* (Tulsi) para analisar a película protetora (Nano). O Tulsi foi estimado como inibidor de corrosão do aço em ácido clorídrico molar na água do mar utilizando polarização eletroquímica, medições de perda de peso e métodos EIS. O Eugenol, um constituinte do Tulsi, retardou a taxa de corrosão do aço. O Tulsi 10g/100mL (8mL/100 mL) produziu uma eficiência de inibição de 90%. A morfologia da superfície da película protetora na superfície do metal foi considerada utilizando SEM e AFM.

Raut S. *et al.,* **(2013)** discutiram a síntese e caraterização de nanopartículas de ZnO usando *Ocimum tenuiflorum* como agente redutor pelo método de síntese verde. O método de síntese verde evitou alta pressão, gases inertes, alta temperatura, radiação laser e produtos químicos tóxicos, etc., quando comparado com os métodos convencionais, ou seja, técnica sol-gel, método de ablação a laser, método de redução química e método solvotérmico, etc. As nanopartículas de ZnO preparadas foram caracterizadas pela técnica de difração de raios X (XRD), espetroscopia de infravermelhos com transformada de Fourier (FTIR) e técnica de microscópio eletrónico de varrimento (SEM). A partícula média foi calculada como 13,86 nm utilizando a fórmula de Scherrer.

Kumar B. *et. al.,* **(2013)** estudaram os efeitos da temperatura no potencial de germinação de sementes de manjericão sagrado (*Ocimum tenuiflorum*). A germinação de sementes de dois índices de vigor de duas variedades de manjericão sagrado, CIM-Angana e CIMAyu, foi avaliada a 20, 25, 30, 35 e 40 °C de temperatura, juntamente com períodos de 16 h de luz e 8 h de escuridão. Os resultados mostraram que a germinação máxima foi observada a 30 °C (88%) para a CIM-Angana e a 25 °C (72%) para a CIM-Ayu, respetivamente. O índice de vigor das plântulas I, baseado no comprimento das plântulas e na germinação, foi maior a 20 e 25 °C para CIM-Angana e CIM-Ayu, respetivamente, enquanto o índice de vigor das plântulas II, baseado na massa das plântulas e na germinação, foi maior a 30 °C para ambas as variedades. A 40 °C, as sementes germinaram, mas a maioria desenvolveu-se em plântulas anormais. O estudo concluiu que a germinação das sementes de manjericão santo deve ser concedida a uma temperatura de 30 ± 5 °C, durante 5 a 6 dias de sementeira.

Narwal S. *et. al.,* **(2011)** analisaram os constituintes químicos e a ação farmacológica da *Ocimum kilimandscharicum*. A revisão afirmou que *a Ocimum kilimandscharicum* foi considerada uma erva perene bem conhecida no sistema de medicina tradicional indiano. Verificou-se que a planta está a ser amplamente utilizada no tratamento e gestão de numerosos problemas, como tosse e constipações, dores abdominais, úlceras, sarampo, anorexia, bronquite, doenças da memória e diarreia. Esta revisão delineou todos os constituintes fitoquímicos espalhados com valores farmacológicos de *Ocimum kilimandscharicum,* que pode ser útil para inúmeros médicos e farmacêuticos, para que sejam informados sobre a importância medicinal desta planta.

DEO S. S. *et al.*, **(2010)** realizaram a atividade antimicrobiana e a impressão digital por HPLC de extractos brutos metanólicos e aquosos de *Ocimum sanctum* e *Ocimum kilimandsacharicum* contra micróbios gram positivos e gram negativos. A atividade antimicrobiana foi avaliada para encontrar a zona de inibição e para definir um perfil de HPLC ou impressão digital destes extractos. O extrato metanólico bruto de *Ocimum sanctum* exibiu um forte potencial antimicrobiano contra *S.aureus* e *C. albicans*, enquanto uma eficácia moderada contra *E. coli* e *B. subtilis*. O extrato metanólico bruto de *Ocimum kilimandsacharicum* revelou uma forte eficácia antimicrobiana contra *S. aureus, E. coli* e *C. albicans* quando utilizado numa concentração mais elevada, tal como demonstrado pelo padrão para *C. albicans*. Por outro lado, mostrou um potencial antimicrobiano moderado contra *B. subtilis*. Os extractos aquosos brutos de *Ocimum sanctum* revelaram um potencial antimicrobiano potente contra *S.aureus* e moderado contra outros agentes patogénicos. Enquanto que os extractos aquosos brutos de *Ocimum kilimandsacharicum* revelaram um potencial antimicrobiano ligeiramente moderado contra os agentes patogénicos microbianos gram positivos e gram negativos com um forte potencial contra *C. albicans* a uma concentração mais elevada, tal como demonstrado pelo padrão para *C. albicans*.

Vani S. R. *et al.*, **(2009)** compararam os compostos voláteis do género *Ocimum*. Havia muitas variedades distintas de tipos de manjericão no género. Verificou-se que o género *Ocimum* é cultivado pelo seu notável óleo essencial utilizado em preparações medicinais, ervas, culinária, perfume para produtos de higiene pessoal à base de plantas, tratamento de aromaterapia e como agente aromatizante. Os constituintes voláteis de *Ocimum Sanctum* e *Ocimum Basilicum* foram extraídos com diferentes solventes. Os constituintes químicos foram isolados e identificados quantitativamente utilizando GC-MS. Os extractos de ambas as espécies foram comparados para estudar os efeitos do desvio da estação nos seus constituintes químicos. Os principais constituintes do *Ocimum Basilicum e* do *Ocimum Sanctum* foram reconhecidos como metil chavicol metil e eugenol, respetivamente.

Sharma S. K. *et. al.,* **(2009)** avaliaram os efeitos inibitórios do *Ocimum tenuiflorum* na corrosão do zinco em ácido sulfúrico. As propriedades de inibição da corrosão do extrato de folhas de *Ocimum tenuiflorum* como um potencial inibidor verde da corrosão do zinco em $H_2 SO_4$ foram investigadas utilizando o método gravimétrico e termométrico. Os resultados mostraram que diferentes concentrações de extrato de folhas de plantas inibiram a corrosão do zinco e verificou-se que esta eficiência variava com a concentração do extrato e com a temperatura da meia-célula de corrosão experimental.

Joshi H. *et. al.,* **(2006)** estudaram os efeitos de melhoria da memória do extrato etanólico seco de plantas inteiras de *Ocimum tenuiflorum com* base no mecanismo colinérgico, melhorando o efeito amnésico da escopolamina (0,4 mg/kg) e os défices de memória induzidos pelo envelhecimento em ratos. O paradigma da evitação passiva serviu de modelo comportamental exterocetivo para os efeitos nootrópicos. Os resultados revelaram que o extrato aumentou significativamente a latência de descida e a inibição da acetilcolinesterase. Concluiu-se que a *O. tenuiflorum* poderia ser empregue na terapia de distúrbios cognitivos como a demência e a doença de

Alzheimer.

2.2 Literatura sobre "Aloé vera" (*A. barbadensis Mill.*)

Ito S. *et. al.*, **(1993)** avaliaram as propriedades com atividade farmacológica da carboxipeptidase em *Aloe arborescens Mill.* var. Aloe vera inibiu a via da ciclo-oxigenase e reduziu a produção de prostaglandina E2 a partir do ácido araquidónico. O gel fresco de Aloé vera reduziu significativamente a inflamação aguda em ratos (edema da pata induzido por carragenina), mas não a inflamação crónica. Os resultados demonstraram o potencial anti-inflamatório da planta de Aloé vera.

Reynolds J. E. F. *at. al.*, **(1993)** demonstraram o efeito laxante do aloé vera após a administração oral de aloína A e B, que não eram absorvidas no intestino superior, eram hidrolisadas no cólon por bactérias intestinais e depois reduzidas aos metabolitos activos (o principal metabolito ativo era a aloe-emodina-9-antrona) que, tal como o senna, actuava como estimulante e irritante do trato gastrointestinal.

Hansel R. *et. al.*, **(1994)** descobriram que o alprogénio inibia o influxo de cálcio nos mastócitos, inibindo assim a libertação de histamina e leucotrieno mediada por antigénio-anticorpo dos mastócitos. Neste estudo, o acemannan estimulou a síntese e a libertação de interleucina-1 (IL-1), bem como do fator de necrose tumoral dos macrófagos dos ratos, que, por sua vez, iniciaram um ataque imunitário que resultou na necrose e regressão das células cancerosas.

Kim H. S. *et. al.,* **(1997)** demonstraram a inibição da formação de adutos de ADN do benzopireno pelo Aloé *Barbadensis* M. Neste estudo, uma fração de polissacarídeo demonstrou inibir a ligação do benzopireno a hepatócitos primários de ratos, prevenindo assim a formação de adutos de ADN do benzopireno potencialmente iniciadores de cancro. Também foi relatada uma indução da glutationa S- transferase e uma inibição dos efeitos promotores de tumores do acetato de forbol mirístico, o que sugeriu um possível benefício da utilização do gel de aloé na quimioprevenção do cancro.

West D. P. *et. al.,* **(2003)** avaliaram as luvas de gel de aloé vera no tratamento da pele seca associada à exposição profissional, bem como os seus efeitos hidratantes na mesma condição, em que as luvas de gel de aloé vera melhoraram a integridade da pele, diminuíram o aparecimento de rugas de acne e diminuíram o eritema.

Uma C. H. R. *et. al.,* **(2011)** relataram "Aloe vera as a wound healer plant" (Aloe vera como planta cicatrizante de feridas). Cicatrização de feridas

sendo um processo dinâmico, ocorreu em 3 fases. A primeira fase foi a inflamação, a hiperemia e a infiltração de leucócitos. A segunda fase consistiu na remoção do tecido morto. A terceira fase de proliferação consistiu na regeneração epitelial e na formação de tecido fibroso. O resultado indicou a eficácia proeminente da planta na cicatrização de feridas.

3.1 Perfil da instalação

3.1.1 Perfil da planta de *Ocimum tenuiflorum* (manjericão sagrado, Tulasi)

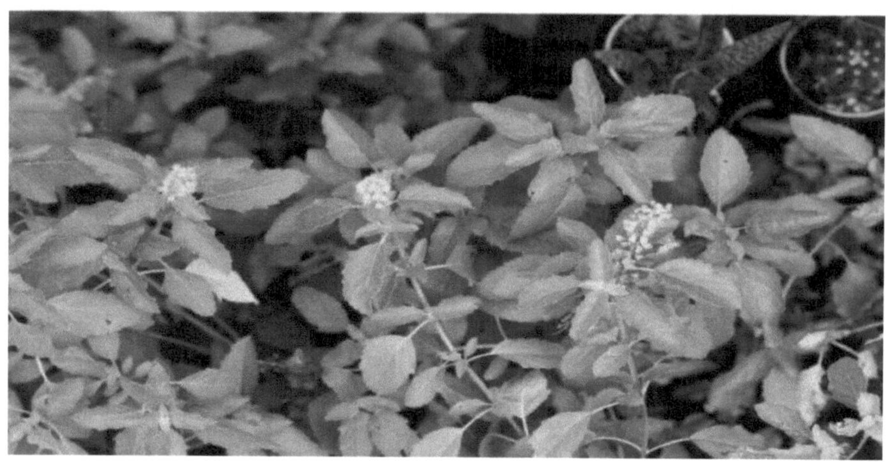

Planta de *Ocimum tenuiflorum*

3.1.2 Classificação científica

Reino: Plantae (não classificado): Angiospermas (não classificado): Eudicotiledôneas (não classificado): Asterídeos **Ordem:** Lamiales

Família: *Lamiaceae*

Género: *Ocimum*

Espécies: *O. tenuiflorum*

3.1.3 Sobre o *Ocimum tenuiflorum* (Manjericão sagrado, Tulasi)

O Ocimum tenuiflorum (sinónimo *Ocimum sanctum*), também conhecido como manjericão sagrado ou ***"Tulsi"***, é uma planta aromática pertencente à família

Lamiaceae. A planta é originária do subcontinente indiano e amplamente distribuída e cultivada nas regiões tropicais do sudeste asiático.

O tulsi é cultivado pelas suas determinações espirituais e medicinais e pelos óleos essenciais que contém. No subcontinente indiano, é muito conhecido como chá de ervas e frequentemente consumido na Ayurveda, desempenhando um papel importante. A variedade de *Ocimum tenuiflorum* utilizada na cozinha tailandesa é designada por Thai-holy basil.

3.1.4 Morfologia

O manjericão sagrado é um subarbusto reto, ramificado, com 30-60 cm de altura e caules peludos. As folhas são de cor verde e púrpura, de forma oval, com uma lâmina de cerca de 5 cm de comprimento e, geralmente, com margens bastante irregulares. São fortemente perfumadas, com uma disposição decussada das folhas num eixo ou caule. As flores de cor púrpura estão dispostas em espirais adjacentes em racemos alongados. As duas principais espécies cultivadas na Índia, bem como no Nepal, com folhas verdes são conhecidas como Sri ou Lakshmi tulasi e as de folhas roxas são abreviadas como Krishna tulasi.

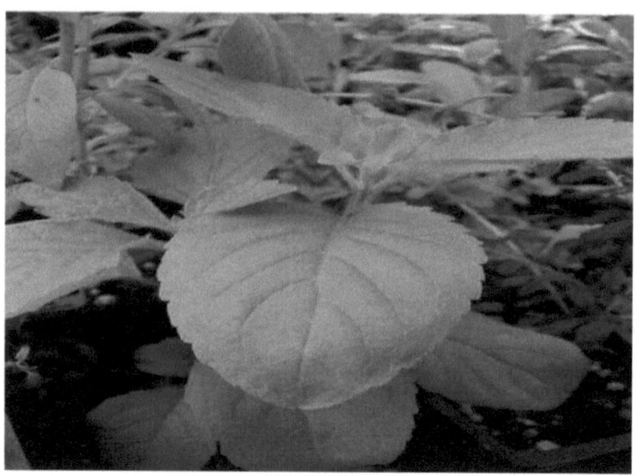

Folhas de Tulsi

3.1.5 Distribuição

Atualmente, existem códigos de barras de ADN de várias espécies de tulsi isoladas biogeograficamente no subcontinente indiano. Um estudo em grande escala desta espécie, acompanhado de sequências do genoma do cloroplasto, provou que a planta é originária do centro-norte da Índia. Esta descoberta pode sugerir que a tulsi está associada aos padrões migratórios étnicos no subcontinente indiano.

3.1.6 Componentes químicos

Os constituintes químicos activos encontrados na tulsi são o eugenol, o ácido ursólico, o ácido oleanólico, o ácido rosmarínico, o carvacrol, o linalol e o β-cariofileno.

Verificou-se que o óleo essencial presente no Tulsi contém principalmente eugenol, quase 71%, β-elemeno, provavelmente 10,0%, β-cariofileno 7% e germacreno 3%, com a presença de vários compostos vestigiais, entre os quais os terpenos são mais abundantes.

Foi relatada alguma atividade antibacteriana de extractos isolados de plantas contra *P. aeruginosa, E. coli* e *S. aureus*.

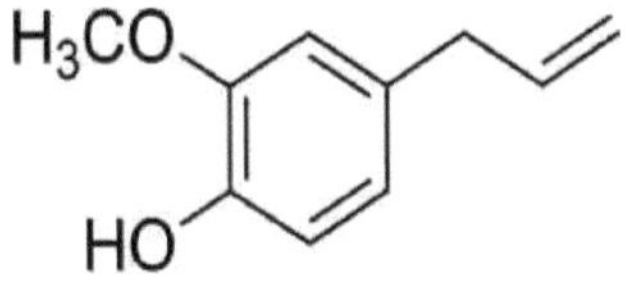

Eugenol

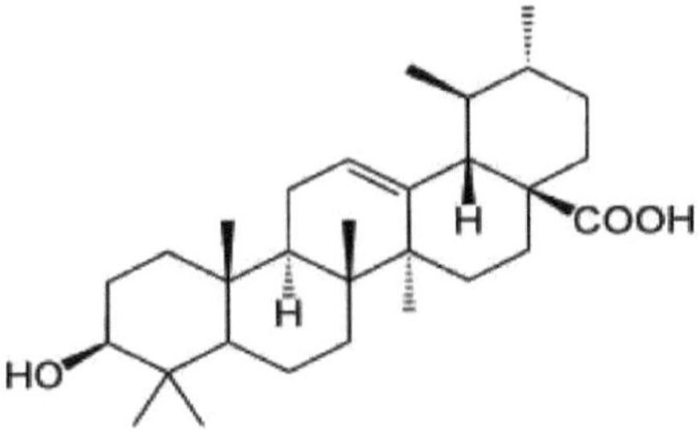

Ácido ursólico

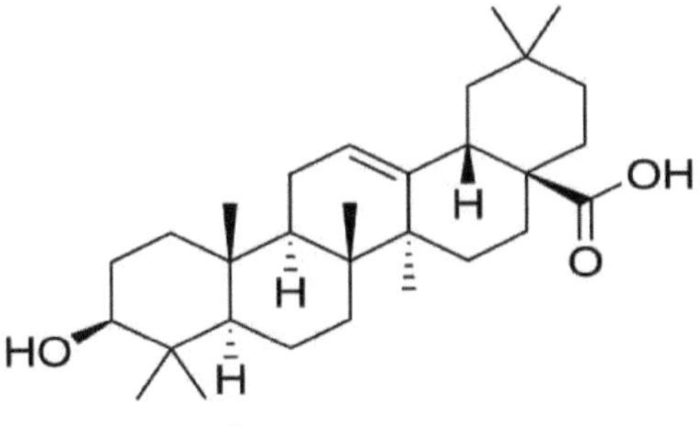

Ácido oleanólico

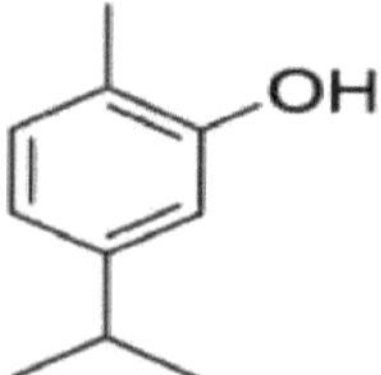

Ácido rosmarínico

Carvacrol

Linalol

3.1.7 Utilizações

3.1.7.1 Utilizações tradicionais

A Tulasi é utilizada há milhares de anos na Ayurveda pelos seus vários recursos terapêuticos. A Tulsi é considerada um adaptogénio, equilibrando vários processos no corpo e sendo benéfica na adaptação ao stress. O aroma forte e o sabor adstringente fazem dele um tipo de "elixir da vida" e sussurrado para estimular a longevidade da vida.

Tradicionalmente, a tulasi é consumida de várias formas, como em pó seco, chá de ervas, folha fresca e/ou misturada com ghee. O óleo essencial obtido da "Karpoora tulasi" é normalmente utilizado para fins medicinais, bem como em cosméticos à base de plantas.

As folhas secas foram misturadas com grãos armazenados para repelir insectos durante séculos. A planta é utilizada como repelente de mosquitos no Sri Lanka.

3.1.7.2 Utilizações medicinais

Tosse

Devido à sua potente propriedade expetorante, é muito utilizado em xaropes para a tosse. É útil para mobilizar o muco em caso de bronquite e asma. A decocção de folhas de tulsi ou mesmo mastigar algumas folhas de tulsi pode prevenir e tratar a gripe.

Doenças respiratórias

A decocção de folhas de tulsi juntamente com sumo de gengibre e mel é considerada uma cura excecional para a gripe, asma, bronquite e tosse e constipação.

Distúrbios oculares

"Muktadi Mahanjana", formulado a partir de muitas ervas, incluindo tulsi, é utilizado na terapia ayurvédica de "doenças oculares pittaj", tais como catarata, úlcera da córnea e pterígio, etc.

Depressão

O tulsi tem sido utilizado para a depressão e outros problemas psiquiátricos. O "Manasmitra vatkam", que contém tulsi, tem sido utilizado para a depressão, falta de sono e outras perturbações psiquiátricas.

Febre

O tulsi também tem sido utilizado para tratar a febre. O "Tribhuvankirti ras" processado em sumo de tulsi, é utilizado para tratar.

3.2.1 Perfil da planta de *A. Barbadensis* Mill. (Aloé Vera)

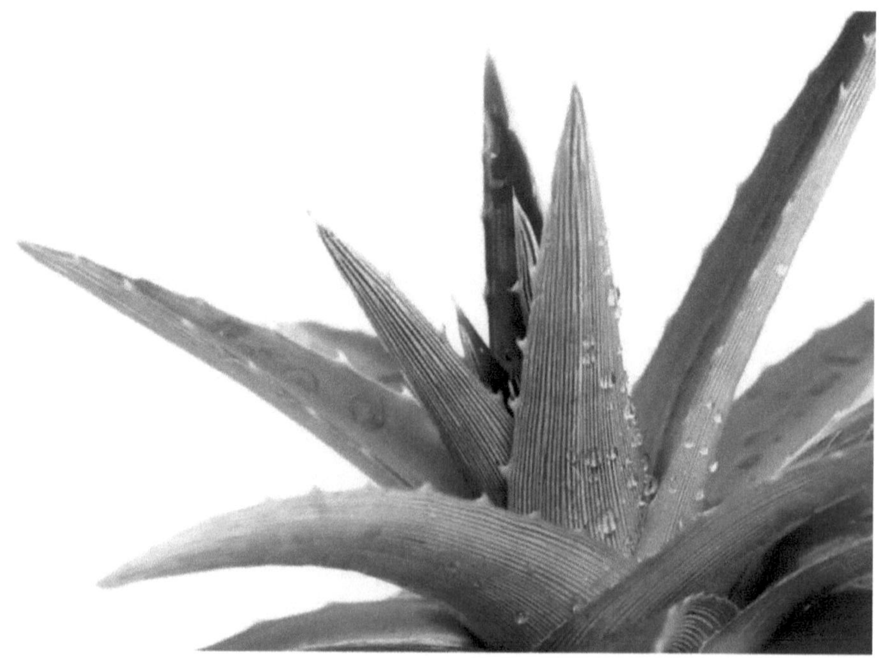

Planta de *Aloé vera*

3.2.2 Classificação científica

Reino: Plantae

Clado: Angiospérmicas

Clado: Monocotiledóneas

Ordem: Asparagales

Família: *Asphodelaceae*

Subfamília: *Asphodeloideae*

Género: *Aloé*

Espécies: *A. vera*

3.2.3 Acerca de *A. Barbadensis* Mill. (Aloé Vera)

O Aloé vera é uma espécie de planta do género *Aloé*. Cresce em estado selvagem em climas tropicais de todo o mundo e é cultivada para fins agrícolas e medicinais.

3.2.4 Morfologia

O Aloé vera é uma planta sem caule ou com caule muito curto que cresce até 60-100 cm de altura, espalhando-se por estacas. As folhas são espessas e carnudas, verdes a cinzento-esverdeadas, com algumas variedades a apresentarem manchas brancas nas superfícies superior e inferior do caule. A margem da folha é serrilhada e apresenta pequenos dentes brancos. As flores são produzidas no verão numa haste de até 90 cm de altura, sendo cada flor pendente, com uma corola tubular amarela de 2-3 cm de comprimento. Tal como outras espécies de Aloé, o Aloé vera forma micorriza arbuscular, uma simbiose que permite à planta um melhor acesso aos nutrientes minerais do solo.

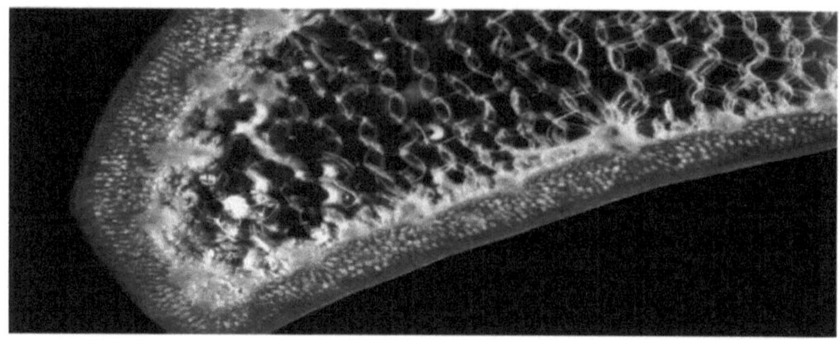

A secção transversal da folha mostra três camadas de células, a camada protetora, a camada média e a camada interna incolor.

3.2.5 Distribuição

A área natural de Aloe vera não é clara, uma vez que a espécie tem sido amplamente cultivada em todo o mundo. Os povoamentos naturalizados da espécie ocorrem na metade sul da Península Arábica, através do Norte de África (Marrocos, Mauritânia, Egipto), bem como no Sudão e países vizinhos, juntamente com as Ilhas Canárias, Cabo Verde e Madeira. Esta distribuição é algo semelhante à da Euphorbia balsamifera, da Pistacia atlantica e de algumas outras, sugerindo que uma floresta seca de esclerófilos cobria outrora grandes áreas, mas foi drasticamente reduzida devido à desertificação do Sara, deixando estas poucas manchas isoladas. Várias espécies estreitamente relacionadas (ou por vezes idênticas) podem ser encontradas nos dois lados extremos do Sara: Os dragoeiros e o Aeonium são alguns dos exemplos mais representativos.

A espécie foi introduzida na China e em várias partes do sul da Europa no século XVII e encontra-se amplamente naturalizada noutros locais, ocorrendo em regiões temperadas e tropicais da Austrália, Barbados, Belize, Nigéria, Paraguai e EUA. Foi sugerido que a distribuição atual da espécie é o resultado do cultivo humano e que a taxonomia pode também ser duvidosa.

As plantas do género Aloe pertencem ao mundo antigo e são originárias da África Oriental e Austral, das Ilhas Canárias e de Espanha. As espécies espalharam-se pela bacia do Mediterrâneo e chegaram às Índias Ocidentais, à Índia, à China e a outros países no século XVI; e certas espécies são atualmente cultivadas para fins comerciais, especialmente em algumas das ilhas das Índias Ocidentais da costa norte da América do Sul. Também é cultivada em toda a Índia.

Existem cerca de 360 espécies e subespécies no género de plantas suculentas Aloe, distribuídas na África tropical e subtropical, na Península Arábica e em certas ilhas do Oceano Índico, sendo os centros de diversidade a África do Sul (Transvaal) e a região da Eritreia, Etiópia e Norte da Somália. Na África Oriental, de acordo com uma análise efectuada pela CITES (2003), existem cerca de 200 taxa, muitos dos quais são naturalmente raros e estão confinados a habitats específicos. Crescem melhor em sítios rochosos e encostas em terras semi-áridas e são tolerantes à seca. Mais de 100 espécies são cultivadas no mundo, com um número avassalador de híbridos e cultivares.

O Quénia tem a maior diversidade de Aloé entre os países da África Oriental. Existem 57 espécies e subespécies no país. Sabe-se que existem cerca de 80 espécies de Aloé no Quénia, das quais mais de 80% se encontram nas pastagens. Tem sido demonstrado um grande interesse na comercialização de aloés nos distritos semi-áridos, onde crescem naturalmente em estado selvagem. O seu cultivo e industrialização nestas áreas serviria como um rendimento monetário seguro em áreas de cultivo alimentar incerto, melhoraria a conservação ambiental e também aumentaria o rendimento familiar, uma vez que a planta é capaz de se estabelecer e sobreviver em condições hostis. O Aloé é também uma planta popular de jardim e de vaso.

Nos Estados Unidos, a maior parte do aloé vera é cultivada no Vale do Rio Grande, no Sul do Texas, na Florida e no Sul da Califórnia. Internacionalmente, o Aloé vera pode ser encontrado no México, nos países da orla do Pacífico, na Índia, na América do Sul, na América Central, nas Caraíbas, na Austrália e em África.

O Aloé vera é uma planta perene, suculenta, com folhas carnudas. É originária do Norte de África. Atualmente, a planta está muito mais difundida e pode ser encontrada na Europa e na América do Norte, bem como na América do Sul, no Médio Oriente, na China, na Índia, no Paquistão e na Austrália.

As plantas de Aloé podem ser encontradas em zonas temperadas como culturas cultivadas ou plantas ornamentais, mas devem ser protegidas da água gelada. As várias espécies variam desde plantas minúsculas, sem caule, com apenas um ou dois centímetros de altura, até formas trepadeiras e rasteiras, arbustos altos agrupados e espécimes semelhantes a árvores, com 30 a 60 pés de altura, com troncos de até 3 metros de circunferência, que podem ser encontrados em distritos remotos do sudoeste da África e do Natal.

3.2.6 Componentes químicos

As folhas têm três camadas. A camada mais externa consiste numa camada protetora com 15 a 20 células de espessura que sintetiza hidratos de carbono e proteínas. Os componentes activos do aloé incluem antraquinonas, cromonas, polissacarídeos e enzimas. As antraquinonas e as cromonas são responsáveis pela atividade anti-cancerígena, anti-inflamatória e evacuadora. Os elementos Al, B, Ba, Ca, Fe, Mg, Na, P, Si, etc. também estão presentes no gel de Aloé vera.

O látex amarelo amargo dos túbulos pericíclicos na camada exterior das folhas contém derivados de hidroxiantra-ceno, antraquinona e glicosídeos aloína A e B de 15% a 40% em diferentes investigações. Os outros princípios activos do Aloé incluem hidroxiantrona, aloé-emodina-antrona 10-C-glucósido e crónios.

Antraquinona

Cromona

Aloína (barbaloína)

3.2.7 Utilizações

3.2.7.1 Utilizações tradicionais

> Na cicatrização de feridas

> Como anti-inflamatório

> Como imunoestimulante

> Como agente hidratante e anti-envelhecimento

> No cancro

> Como laxante

3.2.7.2 Utilizações medicinais

O Aloé vera é anti-helmíntico, aperiente, carminativo, desobstruente, depurativo, diurético, estomacal e emmena-gogo. O sumo é utilizado na medicina de cuidados da pele, dispepsia, amenorreia, queimaduras, cólicas, hiperadenose, hepatopatia, esplenopatia, obstipação, menorreia, tumores abdominais, hidropisia, carbúnculos, ciática, lumbago e flatu-lência. O elio, um produto feito com o sumo desta planta, é utilizado para a helmintíase em crianças e é um purgante, anti-helmíntico e emenagogo. Foi relatado que várias glicoproteínas presentes no gel de Aloé vera têm efeitos antitumorais e antiulcerosos e aumentam a proliferação de células dérmicas humanas normais. O gel é útil na colite ulcerosa e nas úlceras de pressão, respetivamente. Tradicionalmente, o gel de Aloé vera é utilizado topicamente (tratamento de feridas, queimaduras ligeiras e irritações cutâneas) e internamente para tratar a obstipação, tosse, úlceras, diabetes, dores de cabeça, artrite e deficiências do sistema imunitário.

O Aloé vera tem sido utilizado para fins medicinais em várias culturas há milénios: Grécia, Egipto, Índia, México, Japão e China. Os egípcios utilizavam o Aloé vera para fazer pergaminhos de papiro, bem como para o tratamento da tuberculose. Nadkerni indicou várias preparações de Aloe barbadensis, como confeitos, loções e sumos, remédios úteis para curar várias doenças. O Aloé contém uma mistura de glucósidos chamados coletivamente aloína, que é o componente ativo de vários medicamentos. Tradicionalmente, o Aloé é amplamente utilizado no tratamento de problemas relacionados com a urina, borbulhas e úlceras, etc. É também utilizado em gerontologia e no rejuvenescimento da pele envelhecida. O sumo das folhas de Aloé vera é utilizado como tónico estomacal e purgativo. As provas científicas sobre a eficácia cosmética e terapêutica do Aloé vera são limitadas e, quando existem, são frequentemente contraditórias. Apesar disso, as indústrias da cosmética e da medicina alternativa fazem regularmente alegações sobre as propriedades calmantes, hidratantes e curativas do Aloé vera, especialmente através da publicidade na Internet. Os compostos bioactivos são utilizados como agentes adstringentes, hemostáticos, antidiabéticos, antiulcerosos, anti-sépticos, antibacterianos, anti-inflamatórios, antioxidantes e anticancerígenos, sendo também eficazes no tratamento de doenças estomacais, problemas gastrointestinais, doenças de pele, obstipação, lesões por radiação, cicatrização de feridas, queimaduras, disenteria, diarreia e no tratamento de doenças de pele.

Capítulo 4

4.1 Propriedades farmacológicas

4.1.1 Propriedades farmacológicas do Tulsi

4.1.1.1 Eficaz contra a placa dentária e a inflamação gengival

Verificou-se que o Ocimum sanctum tem uma boa eficácia no combate à cárie dentária. **P. Agarwal** *et al.* estudaram o extrato de *Ocimum sanctum* (concentração de 4%) como agente antibacteriano contra a flora bacteriana da cavidade oral e concluíram que era eficaz.

Noutro estudo, *o Ocimum sanctum obteve um* efeito análogo na placa bacteriana e na gengivite quando comparado com a clorexidina sem qualquer efeito secundário significativo. O caule e as folhas da planta continham a diversidade de constituintes responsáveis pela atividade antibacteriana. As saponinas, os triterpenóides, os flavonóides e os taninos que formam complexos de elevado peso molecular com proteínas solúveis na saliva, aumentam a decomposição bacteriana na superfície do dente e na saliva e também interferem com os mecanismos de aderência bacteriana nas superfícies do dente.

4.1.1.2 Propriedades antibacterianas

Agarwal P *et. al.* revelou o potencial antibacteriano de *O. sanctum* contra *Streptococcus* mutans. A eficácia antibacteriana máxima foi alcançada a uma concentração de 4%, semelhante à eficácia da clorexidina e do Listerine a 0,2% na redução dos níveis de *Streptococcus* mutans. Noutro estudo a planta tinha mostrado potencial antimicrobiano contra *Streptococcus* mutans, *Streptococcus aureus* & *E coli.*

Singh *et. al.* sugeriram que o teor mais elevado de ácido linoleico em *O. sanctum* L. e mostrou uma boa atividade antibacteriana contra *Staphylococcus aureus, Bacillus pumius* & *Pseudomonas aeruginosa* entre *S. aureus* foi considerado o organismo mais sensível.

Num outro estudo, observou-se que o extrato aquoso de *O. sanctum* L. (60 mg/kg) mostrou zonas de inibição mais amplas contra *Klebsiella, E. coli, Proteus, S. aureus* e *Candida albicans* utilizando a técnica de difusão em ágar. O extrato alcoólico da planta ilustrou a maior zona de inibição para *Vibrio cholera.* Também foi relatado que o extrato de éter das folhas de *O. sanctum* possuía potencial antibacteriano contra *Escherichia coli, Staphylococcus aureus* e *Mycobacterium tuberculosis.*

4.1.1.3 Propriedades correctivas

O O. sanctum tem sido referido pelo seu potencial de melhoria. Num estudo experimental. Observações histológicas e morfológicas indicaram o potencial hepatoprotector do *Ocimum sanctum* contra a toxicidade do meloxicam (dose baixa) em ratos. As secções estomacais e intestinais de ratos que receberam meloxicam e extrato não mostraram quaisquer lesões microscópicas, ao passo que as hemorragias gástricas e a ulceração intestinal devidas à toxicidade do meloxicam se desenvolveram significativamente nos ratos que receberam apenas meloxicam.

Outro estudo também relatou que *o Ocimum sanctum* possuía potencial anitulcerogénico contra a aspirina induzida em ratos. Sintomas clínicos como diarreia apareceram durante a administração de meloxicam, não apareceram nos ratos administrados com extrato de *Ocimum sanctum* juntamente com meloxicam. O meloxicam sozinho também elevou os níveis bioquímicos do soro, enquanto que os dos ratos tratados com *Ocimum sanctum* foram encontrados com parâmetros bioquímicos inalterados, indicando a sua ação protetora.

4.1.1.4 Propriedades antidiabéticas

O O. sanctum também foi relatado como possuindo um excelente potencial anti-diabético. Verificou-se que o extrato hidroalcoólico da planta é significativo (250 e 500 mg/kg) contra a diabetes induzida por estreptozotocina e nicotimanida em ratos quando comparado com a glibenclamida. A hiperglicemia foi reduzida em ratos diabéticos alloxan quando administrados com extrato de etanol de *O. sanctum* em estudos de alimentação aguda e a longo prazo.

Num outro estudo realizado por **JM A Hannan** *et. al.* observaram os efeitos proeminentes de secreção de insulina no pâncreas de ratos com o extrato de etanol e três partições (fracções de etilacetato, butanol e aquosa) de *O. sanctum*. Foram também encontrados efeitos semelhantes num estudo de libertação aguda de insulina utilizando ilhéus de rato isolados.

4.1.1.5 Propriedades genoprotectoras

A identificação e a consequente utilização de genoprotectores podem revelar-se benéficas em contextos profissionais e terapêuticos em que os produtos químicos genotóxicos estão expostos. Uma investigação concedeu efeitos genoprotectores de *O.*

sanctum, indicando que o pré-tratamento de ratos com extrato de *O. sanctum* (50 mg/kg) todos os dias durante 21 dias consecutivos teve efeitos significativos na depressão do índice mitótico (MI) pelo clorpirifos como padrão. Foi também referido que a *O. sanctum* tem um efeito genoprotector sobre as aberrações cromossómicas. O extrato de *O. sanctum* também causou uma diminuição significativa das aberrações cromossómicas (CA%) em culturas de linfócitos in vitro. O efeito genoprotector de *O. sanctum* foi hipotetizado como estando associado à presença de flavonóides, ou seja, orientina e vicenina, que são responsáveis pela eliminação de intermediários reactivos, capazes de se ligarem a proteínas e ADN.

4.1.1.6 Propriedades hepatoprotectoras

Num estudo experimental, verificou-se que o extrato de *O. sanctum era* muito eficaz como potencial hepatoprotector. Neste estudo, a administração do extrato alcoólico de *ocimum sanctum* demonstrou um potencial hepatoprotector significativo em termos de melhoria das LTF, incluindo o diagnóstico histopatológico. Foi observado um efeito sinérgico quando o extrato de *O. sanctum* e a silimarina foram administrados simultaneamente. O extrato de O. *sanctum* sozinho mostrou melhor hepatoprotecção do que a administração simultânea de extrato de *O. sanctum* com silimarina.

Noutra investigação, observou-se que os valores das enzimas séricas foram significativamente reduzidos nos animais que receberam extrato de *O. sanctum* e paracetamol do que nos que receberam apenas paracetamol. O estudo indicou a menor magnitude do grau de lesão das células hepáticas no grupo tratado com extrato de *O.*

sanctum.

4.1.1.7 Propriedades do Memory Booster

Ocimum sanctum possui um potencial nootrópico e anticonvulsivo. **Harshad O.** *et.al.* relataram o efeito de reforço da memória de *O. sanctum* juntamente com *Phyllanthus emblica* e *Tinospora cordifolia*. Foi ainda considerado que as drogas vegetais tinham potencial para reverter o défice de memória induzido pela ciclosporina. Este efeito dos fármacos vegetais também foi considerado comparável ao dos fármacos de tendência. No caso da amnésia induzida pela ciclosporina, o efeito foi considerado melhor do que o do piracetam.

Noutro estudo, o extrato de *Ocimum sanctum* exibiu uma potente atividade de melhoria da memória na deficiência cognitiva induzida pela Zonisamida quando estudado em ratos com a coadministração de extrato e Piracetam. O efeito adverso produzido pela Zonisamida pode ser minimizado numa extensão superior sem comprometer a sua potência antiepiléptica.

Dokania *et al.* (2011) afirmaram que houve um aumento da memória em ratos quando o extrato aquoso de *O. sanctum* foi administrado i.p. propuseram que este efeito poderia ser devido à sua atividade antioxidante. Também foi relatado que o extrato hidroalcoólico de *O. sanctum melhorou* a memória em ratos com deficiência de memória induzida por stress de restrição.

Num outro estudo sobre o extrato de *Ocimum basilicum*, concluiu-se que os antioxidantes, incluindo os terpenóides, os flavonóides e os taninos, poderiam ser responsáveis pela melhoria da retenção e da recuperação da memória quando sujeitos a espécies reactivas de oxigénio.

4.1.1.8 Doença de Alzheimer

M. Raghavendra *et. al.* observaram "efeitos benéficos do extrato padronizado de *O. sanctum* na doença de Alzheimer induzida por ácido iboténico e colchicina em ratos. *O* défice cognitivo induzido por estas neurotoxinas foi significativamente reduzido por *O. sanctum* em ratos. Os ratos pré-tratados com extrato de *O. sanctum* apresentaram um melhor desempenho da memória espacial e também uma melhor consolidação da memória. Verificou-se igualmente que, para além de melhorar a cognição, *a O. sanctum* facilitava também a aquisição de novas informações. O tratamento com *O. sanctum* atenuou significativamente os efeitos do ácido iboténico e da colchicina na peroxidação lipídica. O pré-tratamento com *O. sanctum* do 7º ao 28º dia protegeu significativamente o stress oxidativo induzido por neurotoxinas, que desempenha um papel fundamental na morte celular associada à DA.

4.1.1.9 Atividade antipirética

O óleo fixo de *O. sanctum* foi avaliado quanto à sua atividade antipirética, testando-o contra a pirexia induzida pela vacina contra a febre tifoide-paratifoide A/B em ratos. O óleo na administração intraperitoneal reduziu consideravelmente a resposta febril, indicando a sua atividade antipirética. A atividade antipirética do óleo, numa dose de 3 ml/kg, foi comparável à da aspirina. Além disso, o óleo fixo possuía uma atividade inibidora das prostaglandinas, o que poderia explicar a sua atividade antipirética.

4.1.1.10 Propriedade anti-coagulante

A administração intraperitoneal de óleo fixo *de O. sanctum* numa dose de 3 ml/kg prolongou o tempo de coagulação do sangue. Este efeito foi comparável ao obtido com 100 mg/kg de aspirina. A ação antiagregadora do óleo nas plaquetas pode ser responsável por este efeito.

4.1.1.11 Atividade radioprotectora

Subramanian M. *et. al.* relataram um novo polissacarídeo (OSP) de *O. sanctum* como um eficiente antioxidante solúvel em água que pode prevenir danos oxidativos em lípidos, ADN e esplencócitos causados por vários indutores de oxidação. A atividade foi específica para a OSP e pode ser atribuída à sua capacidade de eliminar várias espécies reactivas de oxigénio. Observaram também que a adição de OSP em concentrações crescentes ao ADN, antes da irradiação, reduzia progressivamente a intensidade dos danos no ADN. Observou-se também que a adição de OSP antes da irradiação poderia proporcionar uma boa proteção às células do rato contra a letalidade induzida pela radiação. A orientina e a vicenina, dois flavonóides solúveis em água isolados das folhas de *O. sanctum*, mostraram uma proteção significativa contra a letalidade induzida pela radiação e as aberrações cromossómicas in vivo.

4.1.1.12 Efeito na função testicular

Jyoti *et. al.* observaram uma diminuição significativa na contagem de esperma nos coelhos após a suplementação oral com 2 g de folhas frescas de O. sanctum diariamente durante 30 dias. Foi observado um aumento acentuado no nível de testosterona sérica em coelhos tratados com O. sanctum49. Outro estudo relatou uma diminuição significativa na contagem de espermatozóides e na motilidade em alimentação de longo prazo com folhas de *O. sanctum*. Também foi observado que houve uma diminuição no peso dos testículos, epidídimo, vesícula seminal e próstata ventral após a alimentação a longo prazo com folhas de *O. sanctum*.

Reghunandanan *et. al.* relataram uma diminuição significativa na contagem de espermatozóides após 48 horas de administração intraperitoneal de extrato de *O. sanctum* a uma dose de 300 mg/Kg de peso corporal.

4.1.1.13 Propriedades anticancerígenas

Bhartiya *et al* indicaram que o pré-tratamento com extrato de *O. sanctum* numa dose de 40 mg/kg, durante 15 dias, em ratos expostos a radioiodo, mostrou uma redução significativa da peroxidação lipídica nos rins e nas glândulas salivares e no fígado. A redução dos níveis de glutatião (GSH), que foi uma redução significativa após a exposição à radiação, também foi reduzida com o pré-tratamento com *O. sanctum*. Também foi relatado que os extractos etanólicos de *Ocimum sanctum* são citotóxicos para as células do carcinoma pulmonar de Lewis do rato (LLC) e também reduziram o número de formação de nódulos tumorais em ratos injectados com LLC.

4.1.1.14 Efeito anti-catarata

P. Sharma *et. al.* concluíram que *o O. sanctum* pode atrasar e parar o progresso da cataratogénese. O efeito é maior com doses mais elevadas. Concluíram também que o consumo diário de *O. sanctum* pode atrasar o aparecimento de opacidade lenticular.

Tem um papel profilático promissor e é mais evidente na catarata galactosémica, que está mais próxima da catarata diabética. A prevenção da catarata pode ser feita através de um mecanismo que envolve a eliminação de radicais livres e a prevenção da peroxidação lipídica. *O O. sanctum* tem também uma atividade hipoglicemiante. Isto pode ajudar a travar o processo da catarata diabética.

4.1.1.15 Eficaz na fibrose submucosa oral

Srivastava A. *et. al.* descobriram que a pasta de *O. sanctum* e *curcuma* em igual proporção em glicerina aplicada em toda a mucosa oral durante 15 minutos, 3 a 4 vezes por dia, era útil no alívio dos sintomas da fibrose da submucosa oral (OSMF). A ação sinérgica destas duas ervas resulta numa maior eficácia e num tratamento anti-OSMF altamente potente. O tratamento com estes fármacos produz uma diminuição precoce, sustentada e significativa da sensação de ardor, clínica e estatisticamente, logo no primeiro mês." A abertura da boca também melhorou significativamente. Os resultados foram melhores nos casos graves, reflectindo a sua maior eficácia.

4.1.2 Propriedades farmacológicas do Aloé Vera

4.1.2.1 Aplicação em cosmética e proteção da pele

A aloína e o seu gel são utilizados como tónico para a pele contra as borbulhas. O Aloé vera também é utilizado para suavizar a pele e mantê-la húmida para ajudar a evitar a descamação do couro cabeludo e da pele em climas rigorosos e secos. Os açúcares de Aloé também são utilizados em preparações hidratantes. Misturados com óleos essenciais seleccionados, constituem um excelente hidratante para suavizar a pele, uma loção protetora solar e toda uma gama de produtos de beleza. Devido às suas qualidades calmantes e refrescantes, o Maharishi Ay-urveda recomenda o Aloé vera para uma série de problemas de pele. Os extractos de Aloé vera têm actividades antibacterianas e antifúngicas, que podem ajudar no tratamento de infecções cutâneas menores, como furúnculos e quistos cutâneos benignos, e demonstraram inibir o crescimento de fungos que causam a tinha.

Atualmente, a planta é amplamente utilizada nos cuidados da pele, cosmética e nutracêutica. Foi relatado que o gel de Aloé vera tem um efeito protetor contra os danos da radiação na pele. O papel exato não é conhecido, mas após a administração de gel de Aloé vera, é gerada na pele uma proteína antioxidante, a metalotioneína, que elimina os radicais hidroxilo e impede a supressão da superóxido dismutase e da glutationa peroxidase na pele. Reduz a produção e a libertação de citocinas imunossupressoras derivadas dos queratinócitos da pele, como a interleucina-10 (IL-10), e impede assim a supressão da hipersensibilidade de tipo retardado induzida pelos raios UV. São registados efeitos de queimaduras na pele e dermatite de radiação. Alguns investigadores relataram dermatites de contacto e sensações de ardor na pele após aplicações tópicas de gel de Aloé vera na pele dermoabrasada. Estas reacções parecem estar associadas aos contaminantes de antraquinona presentes nesta preparação.

4.1.2.2 Anti-sético

A propriedade anti-séptica do Aloé vera deve-se à presença de seis agentes anti-sépticos, nomeadamente o lupeol, o ácido salicílico, o azoto ureico, o ácido cinamónico, os fenóis e o enxofre. Estes compostos têm uma ação inibidora sobre fungos, bactérias e vírus. Embora a maioria destas utilizações seja interessante, são essenciais ensaios controlados para determinar a sua eficácia em todas as doenças.

4.1.2.3 Anti-diabético

Os cinco fitoesteróis de A. vera, o lofenol, o 24-metil-lofenol, o 24-etil-lofenol, o cicloartanol e o 24-metil-lenecicloartanol apresentaram efeitos antidiabéticos em ratos diabéticos de tipo 2. O Aloé vera contém polissacáridos que aumentam o nível de insulina e apresentam propriedades hipoglicémicas. Noor et al. analisaram os efeitos benéficos de espécies selectivas de plantas medicinais, como Al-lium cepa, Allium sativum, Aloe vera, Azadirachta indica, Gymnema sylvestre, Syzygium cumini e Pterocarpus marsupium, e sublinharam o papel das biomoléculas activas que possuem atividade antidiabética. O tratamento da diabetes mellitus tem sido tentado com várias plantas indígenas e formulações poli-herbáceas. Foram obtidos resultados encorajadores de extractos de plantas no que diz respeito à atividade antidiabética, mas apenas uma percentagem escassa do mundo vegetal foi explorada. Plantas medicinais como Trigonella foenum graecum, Allium sativum, Gymnema slyvestre, Syzigium cumini e Aloe vera foram estudadas para o tratamento da diabetes mellitus. Os extractos de goma de Aloé aumentam a tolerância à glicose tanto em ratos normais como em ratos diabéticos e a seiva de Aloé vera tomada durante 4 a 14 semanas demonstrou um efeito hipoglicémico significativo tanto clínica como experimentalmente O gel de Aloé vera é utilizado para reduzir o açúcar na diabetes.

Os cinco fitoesteróis de A. vera, lofenol, 24-metil-lofenol, 24-etil-lofenol, cicloartanol e 24-metilenocicloartanol mostraram efeitos antidiabéticos em ratos diabéticos de tipo 2. As plantas antidiabéticas tradicionais podem fornecer novos compostos antidiabéticos orais, que podem contrariar o elevado custo e a fraca disponibilidade dos medicamentos actuais para muitas populações rurais em países em desenvolvimento

4.1.2.4 Propriedades anticancerígenas

O papel do Aloé na carcinogenicidade ainda não foi bem avaliado. O abuso crónico de laxantes que contêm antranóides foi considerado como tendo um papel no cancro colo-rectal. No entanto, não foi demonstrada qualquer relação causal entre o abuso de laxantes com antranóides e o cancro colo-rectal. O sumo de Aloé vera permite ao corpo curar-se do cancro e também dos danos causados pela rádio e pela quimioterapia, que destroem as células imunitárias saudáveis, cruciais para a recuperação. A emodina de Aloé vera, uma antraquinona, tem a capacidade de suprimir ou inibir o crescimento de células cancerígenas malignas, o que lhe confere propriedades anti-neoplásicas.

4.1.2.5 Stress

O sumo de Aloé é útil para o bom funcionamento da maquinaria do corpo. Reduz o processo de danificação das células durante condições de stress e minimiza as alterações bioquímicas e fisiológicas no corpo. O stress oxidativo refere-se a reacções químicas em que os compostos têm o seu estado oxidativo alterado. Alguns antioxidantes fazem parte da maquinaria reguladora natural do corpo, enquanto outros antioxidantes dietéticos são derivados de fontes dietéticas. O Aloé vera é um excelente exemplo de um alimento funcional que desempenha um papel significativo na proteção contra o stress oxidativo.

4.1.2.6 Atividade antibacteriana

O gel de Aloé vera foi bactericida contra a Pseudomonas aeruginosa e o acemannan impediu-a de aderir às células epiteliais do pulmão humano numa cultura em monocamada. Uma preparação de gel de Aloé vera processado inibiu o crescimento do fungo Candida albicans. O gel contém 99,3% de água, sendo os restantes 0,7% constituídos por sólidos com hidratos de carbono que constituem uma grande parte. Os extractos concentrados de folhas de Aloé são utilizados como laxante e como tratamento de hemorróidas. O gel de Aloé pode ajudar a estimular o sistema imunitário do organismo. Está provado que o glucomanano e o acemanano aceleram a cicatrização de feridas, activam os macrófagos, estimulam o sistema imunitário e têm efeitos antibacterianos e antivirais. O Streptoccocus pyogenes e o Streptococcus faecalis são dois microrganismos que foram inibidos pelo gel de Aloé vera. Utilizando um modelo de rato, sugeriu-se que o efeito antibacteriano do gel de Aloé vera in vivo poderia melhorar o processo de cicatrização de feridas, eliminando as bactérias que contribuíam para a inflamação. O extrato de Aloé foi potente contra três estirpes de Mycobacterium (*M. fortuitum, M. smeg-matis* e *M. kansasii*) e uma forte atividade anti-micobacteriana contra M. tuberculosis, bem como atividade antibacteriana contra P. aeruginosa, E. coli, S. aureus e S. typhi. A fitoquímica preliminar revelou a presença de terpenóides, flavonóides e taninos. Assim, o Aloe secun-diflora pode ser uma fonte rica de agentes antimicrobianos e pode dar apoio científico à sua utilização pela população local da região do Lago Vitória do Quénia.

4.1.2.7 Atividade antiviral

Vários ingredientes da gelatina de Aloé vera demonstraram ser um agente antiviral eficaz. O acemannan reduziu a infeção por herpes simplex em duas linhas de células alvo em cultura. As lectinas, fracções do gel de Aloé vera, inibiram diretamente a proliferação do citomegalovírus em cultura celular, talvez por interferirem com a síntese proteica. Uma amostra purificada de emodina de aloé foi eficaz contra a infecciosidade do vírus herpes simplex tipo I e tipo II e foi capaz de inativar todos os vírus, incluindo o vírus varicela-zoster, o vírus da gripe e o vírus da pseudo-raiva. O exame de micrografia eletrónica do vírus do herpes simplex tratado com antra-quinona demonstrou que os envelopes foram parcialmente rompidos. Estes resultados indicam que os extractos de antraquinonas de várias plantas são diretamente virucidas para os vírus com envelope. Estas acções podem dever-se a um efeito indireto devido à estimulação do sistema imunitário. A antraquinona aloína inativa também vários vírus com invólucro, como o herpes simplex, a va-ricela zoster e a gripe.

4.1.2.8 Atividade antifúngica

A Aloe vera foi avaliada no desenvolvimento de micélio de Rhizoctonia solani, Fusarium oxysporum e Colle-totrichum coccodes, que mostrou um efeito inibidor da polpa de A. vera em F. oxysporum a 104 µl L-1 e a fração líquida reduziu a taxa de crescimento da colónia a uma concentração de 105 µl L-1 em R. solani, F. oxysporum e C. coccodes. Também é referido que o sumo de Aloé tem atividade anti-inflamatória, anti-artrítica, antibacteriana e efeitos hipoglicémicos. Relativamente às bactérias, o gel da folha interna de Aloé vera demonstrou inibir o crescimento de espécies de Streptococcus e Shigella in vitro.

Agarry et al. relataram que o gel de Aloé inibiu o crescimento de Trichophyton mentagrophytes (20,0 mm), enquanto a folha possui efeitos inibitórios tanto em Pseudomonas aeruginosa como em Candida albicans. Em contraste, os extractos de Aloé vera não mostraram propriedades antibióticas contra espécies de Xanthomonas. Outras utilizações para os extractos de Aloé vera incluem a diluição de sémen para a fertilização artificial de ovelhas, utilizado como conservante de alimentos frescos e utilizado na conservação de água em pequenas explorações agrícolas. Outro constituinte do Aloé vera inclui saponinas. Estas são substâncias saponáceas do gel que são capazes de limpar e têm propriedades anti-sépticas. As saponinas actuam fortemente como antimicrobianos contra bactérias, vírus, fungos e leveduras.

Capítulo 5

5.1 Conclusão

A Tulsi é uma erva lendária que tem sido utilizada desde há muito tempo devido aos seus valores religiosos e medicinais. A sua utilização na prevenção de doenças, na proteção dos grãos alimentares e no tratamento de doenças faz dela a favorita de quase todas as famílias indianas. É utilizada para tratar doenças do quotidiano, como a tosse e a constipação, e é adorada e utilizada em muitos rituais hindus. Armazém de uma variedade de moléculas bioactivas e nutrientes, possui uma vasta gama de propriedades farmacológicas e, por isso, pode ser uma esperança para o futuro na medicina preventiva e curativa. As suas propriedades muito especiais, como a proteção contra o cancro, a radioprotecção e os efeitos secretores da insulina, podem revelar-se uma bênção para a sociedade moderna. Por conseguinte, é necessária mais investigação para estabelecer estas acções farmacológicas do tulsi para que o ser humano seja beneficiado ao máximo.

Os ingredientes activos escondidos nas folhas suculentas do Aloé Vera têm o poder de acalmar a vida e a saúde humanas de inúmeras formas. A planta tem importância na vida quotidiana para acalmar uma variedade de doenças de pele, como cortes ligeiros, antídoto para picadas de insectos, contusões, hera venenosa e eczema, juntamente com hidratação da pele e anti-envelhecimento, saúde do aparelho digestivo, circulação sanguínea e linfática e funcionamento dos rins, fígado e vesícula biliar, o que a torna uma bênção para a espécie humana. O aloé vera, a "planta milagrosa", é um agente antissético e anti-inflamatório que ajuda a aliviar o cancro e a diabetes, além de ser um campo cosmético. A planta necessita de uma maior ênfase na investigação para uma melhor utilização desta planta pela humanidade. O Aloé vera é, sem dúvida, a dádiva da natureza à humanidade para aplicações cosméticas, queimaduras e medicinais e resta-nos apresentá-lo a nós próprios e agradecer à natureza a sua dádiva sem fim.

Por isso, este livro intitulado *"Os Milagres do Sistema Ayurvédico de Medicamentos: Tulsi & Aloe Vera"* tornou-se uma necessidade para o bem-estar da saúde humana em todo o mundo, falando sobre duas plantas milagrosas **"Tulsi"** (*Ocimum tenuiflorum*) e **"Aloe vera"** (*A. barbadensis Mill.*) que estão amplamente disponíveis e são extremamente consumidas pelas suas potencialidades terapêuticas na Índia, bem como noutros países, devido ao seu maravilhoso significado no sistema de medicina ayurvédica. A informação integrada neste livro sobre ambas as plantas não é apenas para as plataformas de investigação, mas também para aqueles que querem tirar partido da cura de numerosos estados patológicos nos quais o Tulsi e o Aloé vera são indicados sob a forma de várias formulações.

Capítulo 6

6.1 Bibliografia

1.   Das SK e Vasudevan DM. Tulsi: A planta energética sagrada da Índia. Natural Product Radiance. 2006;5:279-83.

2.   Prajapati ND, Purohit SS, Sharma AK e Kumar T. A Hand Book of Medicinal Plant. Agrobios, Índia: 2003:367.

3.   Gupta SK, Prakash J e Srivastava S. Validação da reivindicação tradicional de Tulsi, Ocimum sanctum Linn. como planta medicinal. Indian J Exp Biol. 2002;5:765-773.

4.   Biswas NP, Biswas AK. Avaliação de algumas poeiras de folhas como protetor de grãos contra o gorgulho do arroz Sitophilus oryzae (Linn.) Environ Ecol. 2005;23:485-8.

Revista internacional de medicina ayurvédica e fitoterápica 5(4) julho-Ago. 2015(19411948)

5.   Paranjpe Prakash. Indian Medicinal Plants. Chaukhamba Sanskrit Pratishthan, Delhi. 2005: 263.

6.   Sharma PC, Yelne MB e Dennis TJ. Base de dados sobre plantas medicinais utilizadas na Ayurveda, Vol. 1, Conselho Central de Investigação em Ayurveda e Siddha, Nova Deli. 2001:500.

7.   Shukl V, Tripathi R D, Charak Samhita de Agnivesha Edn 2, Parte I, Chaukhambha Sanskrit Pratishthan, Varanasi, 2000, 405.

8.	Ambikaduttshahtri , Susruta Samhita de Maharishi Sushruta, Edn 12, Parte I,
Chaukhambha Sanskrit Sansthan, Varanasi, 2001, 203.

9.	Sharma PV, Sharma GP, Dhanvantri Nighantu, primeira edição, Chaukhambha Orientalia Varanasi, 1982, 129.

10.	Dwivedi V, Bhav Prakash Nighantu 9th Edition, Motilal Banarasidass Delhi, 2007, 296.

11.	Sharma PV, Sharma GP, Kaiydev Nighantu First Edition, Chaukhambha Orientalia Varanasi, 1979, 633.

12.	Brahmanand Tripathi, Charak Samhita de Agnivesha Parte II, Chaukhambha Surbharti Prakashan-Varanasi, 2001, 657.

13.	Durgadutt Shastri, Sharangdhar Samhita Chaukhambha Vidyabhavan Varanasi, 2002, 425.

14.	Shukl V, Tripathi R D, Charak Samhita de Agnivesha Edn 2, Parte I, Chaukhambha Sanskrit Pratishthan, Varanasi, 2000, 381.

15.	The Ayurvedic Formulary of India - Parte 1. Controlador de publicações, Deli. 2003. 20.29:268.

16.	Sidhinandan Mishra, Bhaishajyaratnavali, Primeira Edição, Parte II,
Chaukhambha Surbharti Prakashan-Varanasi, 2005, 2004-2005

17.	The Ayurvedic Formulary of India - Parte 1. Controlador de publicações, Deli. 2003. 12.21:189.

18.   Durgadatt Shastri, Sharangdhar Samhita, Chaukhambha Vidyabhavan Varanasi, 2002, 291.

19.   Agarwal P, Nagesh L, Murlikrishnan. Avaliação da atividade antimicrobiana de várias concentrações de extrato de Tulsi (Ocimum sanctum) contra Streptococcus mutans: Um estudo in vitro. Indian J Dent Res 2010;21:357-9.

20.   Prakash P, Gupta N. Therapeutic uses of Ocimum sanctum linn (Ocimum sanctum) with a note on eugenol and its pharmacological actions: Uma breve revisão. Indian J Physiol Pharmacol 2005;49:125-31.

21.   Gupta D, Bhaskar DJ, Gupta RK, Karim B, Jain A, Singh R, et al. Um ensaio clínico controlado e aleatório de Ocimum sanctum e colutório de clorexidina na placa dentária e inflamação gengival. J Ayurveda Integr Med 2014;5:109-16.

22.   Pattanayak P, Behera P, Das D, Panda SK. Ocimum sanctum Linn. Uma planta de reserva para aplicações terapêuticas: An overview. Pharmacogn Rev 2010;4:95- 105.

23.   Shokeen P, Bala M, Sing M, Tandon V. Atividade in vitro do eugenol, um componente ativo do Ocimum sanctum, contra estirpes multi-resistentes e susceptíveis de Neisseria gonorrhea. Int J Antimicrob Agents 2008;32:172-9.

24.   Mistry KS, Sanghvi Z, Parmar G, Shah S. A atividade antimicrobiana de Azadirachta indica, Mimusops elengi, Tinospora cardifolia, Ocimum sanctum e 2% de gluconato de clorexidina em agentes patogénicos endodônticos comuns: Um estudo in vitro. Eur J Dent 2014;8:172-7

25.   Singh S, Malhotra M, Majumdar DK. Atividade antibacteriana do óleo fixo de Ocimum sanctum L.fixed. Indian J Exp Biol. 2005;43:835-7.

26.   Geeta, Vasudevan DM, Kedlaya R, Deepa S, Ballal M. Activity of Ocimum sanctum (the traditional Indian medicinal plant) against the enteric pathogens. (472).Indian J Med Sci. 2001;55:434-8.

27.   Joshi CG, Magar N G Antibiotic activity of Indian Medicinal Plants, J Sci Ind Res 1952; 11B : 261 - 263.

28.   Gupta K C, Vishwanathan. R. A short note on antitubercular substances from Ocimum sanctrum, Antibiotic Chemother. 1955 ; 25 : 22 - 23.

29.   Mahaprabhu R, Bhandarkar AG, Jangir BL, Rahangadale SP, Kurkure NV. Efeito corretor do Ocimum sanctum na toxicidade induzida pelo meloxicam em ratos wistar. Toxicol Int 2011;18:130-6.

30.   Mandal S, Das DN, De K, Ray K, Roy G, Chaudhuri SB, et al. Ocimum sanctum Linn-a study on gastric ulceration and gastric secretion in rats. Indian J Physiol Pharmacol 1993;37:91-2.

31.   Parasuraman S, Balamurugan S, Christapher PV, Petchi RR, Yeng WY, Sujithra J, Vijaya C. Avaliação dos efeitos antidiabéticos e anti-hiperlipidémicos do extrato hidroalcoólico das folhas. Revista internacional de medicina ayurvédica e fitoterápica 5(4) julho-Ago. 2015(1941-1948)

32.   Vats V, Grover JK & Rathi SS 2002 Avaliação do efeito anti-hiperglicémico e hipoglicémico de T foenumgraecum, O sanctum e P marsupium em ratos diabéticos normais e aloxanizados. Journal of Ethnopharmacology 79 95-100.

33.   J M A Hannan, L Marenah, L Ali, B Rokeya, P R Flatt e Y H A Abdel-Wahab 2006 Ocimum sanctum leaf extract stimulate insulin secretion from perfused pancreas, isolated islets and clonal pancreatic beta cells. Journal of Endocrinology 189, 127-136.

34.   Asha Khanna, Poonam Shukla, Shajiya Tabassum 2011 Papel do Ocimum sanctum como agente genoprotector na genotoxicidade induzida pelo clorpirifos. Toxicologia Internacional 18, 9-13.

35.   Uma Devi P, Ganasoundari A, Vrinda B, Srinivasan KK, Unnikrishnan MK. Radiation protection by the Ocimum flavonoids orientin and vicenin: Mecanismo de ação. Radiat Res 2000;154:455-60.

36.   Lahon K, Das S. Hepatoprotective activity of Ocimum sanctum alcoholic leaf extract against paracetamol-induced liver damage in Albino rats. Phcog Res 2011;3:13-8.

37.   Chattopadhyay RR, Sarkar SK, Ganguly S, Medda C, Basu TK. Hepatoprotective activity of Ocimum sanctum leaf extract against paracetamol induced hepatic damage in rats. Indian J Pharmacol 1992;24:163-5.

38.   Das SK, Vasudevan DM. Tulsi: A planta de energia sagrada indiana. Nat Prod Radiance 2006;5:279-83.

39.   Malve HO, Raut SB, Marathe PA, Rege NN. Efeito da combinação de Phyllanthus emblica, Tinospora cordifolia, e Ocimum sanctum na aprendizagem espacial e memória em ratos. J Ayurveda Integr Med 2014;5:209-15.

40.   Bennadi SJ, Krishna KL. Proteção da deficiência de memória induzida pela zonisamida por extrato de tulsi e piracetam em ratos. Int J Health Allied Sci 2014;3:170-6.

41.   Dokania M, Kishore K, Sharma PK. Efeito do extrato de Ocimum sanctum na amnésia experimental induzida por nitrito de sódio em ratos. Thai J Pharma Sci 2011;35:123-30.

42.   Kumar S, Rao S, Nayak S, Sareesh N. Effect of Ocimum sanctum (Linn) extract on restraint stress induced behavioral deficits in male wistar rats. Pharmacol Online 2007;3:394-404.

43.   Sarahroodi S, Esmaeili S, Mikaili P, Hemmati Z, Saberi Y. Os efeitos do extrato hidroalcoólico de Ocimum basilicum verde na retenção e recuperação da memória em ratos. Ancient Sci Life 2012;31:185-9.

44.   M. Raghavendra, Rituparna Maiti, Shafalika Kumar, S. B. Acharya. Role of Ocimum sanctum in the experimental model of Alzheimer's disease in rats. Jornal Internacional de Farmácia Verde 2009: 6-15.

45.   Singh S, Taneja M e Majumdar DK. Actividades biológicas do óleo fixo de Ocimum sanctum L. - Uma visão geral. Indian J Exp Biol. 2007;45:403-412.

46.   Singh S, Rehan HMS e Majumdar DK. Effect of Ocimum sanctum fixed oil on blood pressure, blood clotting time and pentobarbitone-induced sleeping time. J Ethnopharmacol. 2001;78:139.

47.   Mahesh Subramanian, Gajanan J. Chintalwar, Subrata Chattopadhyay. Antioxidant and radioprotective properties of an Ocimum sanctum polysaccharide. Redox Report, Vol. 10, No. 5, 2005: 257-64.

48.   Vrinda B, Uma Devi P. Radiation protection of human lymphocyte chromosomes in vitro by orientin and vicenin. Mutat Res 2001; 498: 39-46.

49.   Sethi J, Yadav M, Sood S, Dahiya K e Singh V. Effect of tulsi (Ocimum Sanctum Linn.) on sperm count and reproductive hormones in male albino rabbits. Int J Ayurveda Res. 2010; 1(4): 208-210.

50.   Khanna S, Gupta SK, Grover JK. Efeito da alimentação a longo prazo de

Tulsi (Ocimum Sanctum L) no desempenho reprodutivo de ratos albinos adultos. Indian J Exp Biol. 1986;24:302-4.

51.	Reghunandanan R, Sood S, Reghunandanan V, Mehta R M, Singh G P. Effect of ocimum sanctum linn (tulsi) extract on testicular function. Indian J Med Sci 1995;49:83-7.

52.	Bhartiya US, Raut YS, Joseph LJ. Protective effect of Ocimum sanctum L after high-dose 131iodine exposure in mice: An in-vivo study. Indian J Exp Biol. 2006; 44:647-52.

53.	Kim SC, Magesh V, Jeong SJ, Lee HJ, Ahn KS, Lee HJ, et al. O extrato etanólico de Ocimum sanctum exerce uma atividade anti-metastática através da inativação da metaloproteinase-9 da matriz e do aumento das enzimas antioxidantes. Food Chem Toxicol 2010; 48:1478-82.

54.	P. Sharma, S. Kulshreshtha, A.L. Sharma. Atividade anti-catarata de Ocimum sanctum em cataratas experimentais. Indian Journal of Pharmacology 1998; 30: 16-20.

55.	Harman D. Free radical theory of ageing. J Gerontol. 1971;266:451-6.

56.	Srivastava A, Agarwal R, Chaturvedi TP, Chandra A, Singh OP. Clinical evaluation of the role of tulsi and turmeric in the management of oral submucous fibrosis: Um estudo piloto, prospetivo e observacional. J Ayurveda Integr Med 2015;6:45-9.

57.	C. H. Reddy Uma, S. K. Reddy e J. Reddy, "Aloe vera-A Wound Healer," Asian Journal of Oral Health and Allied Sciences, Vol. 1, 2011, pp. 91-92.

58.	S. Ito, R. Teradaira, H. Beppu, M. Obata, T. Nagatsu e K. Fujita,

"Properties and Pharmacological Activity of Carboxypeptidase in Aloe arborescens Mill. var. Natalen-sis Berger," Phytotherapy Research, Vol. 7, No. 7, 1993, pp. S26-S29.

59.   D. P. West e Y. F. Zhu, "Evaluation of Aloe vera Gel Gloves in the Treatment of Dry Skin Associated with Occupational Exposure," Vol. 31, No. 1, American Jour-nal of Infection Control, 2003, pp. 40-42.

60.   H. S. Kim e B. M. Lee, "Inhibition of Benzopyren DNA Adduct Formation by Aloe Barbadensis Miller," Carcinogenesis, Vol. 18, No. 4, 1997, pp. 771-776.

61.   J. E. F. Reynolds, "Martindale, the Extra Pharmaco-poeia", 30ª edição, Pharmaceutical Press, Londres, 1993.

62.   R. A. Mothana e V. Linclequist, "Antimicrobial Activ-ity of Some Medicinal Plants of the Island Soqotra," Journal of Ethnopharmacology, Vol. 96, No. 1-2, 2005, pp. 177-181.

63.   S. P. Joshi, "Chemical Constituents and Biological Activ-ity of Aloe barbadensis-A Review," Journal of Medici- nal and Aromatic Plant Science, Vol. 20, 1997, pp. 768-773.

64.   D. P. West e Y. F. Zhu, "Evaluation of Aloe vera Gel Gloves in the Treatment of Dry Skin Associated with Occupational Exposure," American Journal of Infection Control, Vol. 31, No. 1, 2003, pp. 40-42.

65.   A. Yagi, A. Kabash, K. Mizuno, S. M. Moustafa, T. I. Khalifa e H. Tsuji, "Radical Scavenging Glycoprotein Inhibiting Cyclooxygenase-2 and Thromboxane A2 Syn-thase from Aloe vera Gel," Planta Medica, Vol. 69, No. 3, 2003, pp. 269-271.

66.   P. R. V. Santos, A. C. X. Oliveria e T. C. B. Tomassini, "Controlo de Produtos Microbiológicos Fitoterápicos", Re-vista de Farmácia e Bioqrnmica, Vol. 31, 1995, pp. 35-38.

67.   "Farmacopeia Africana", Vol. 1, Organização da Unidade Africana, Científica,
Comissão Técnica e de Investigação, Lagos, 1985.

68.   G. Y. Yeh, D. M. Eisenberg, T. J. Kaptchuk e R. S. Phillips, "Systematic Review of Herbs and Dietary Sup-plements for Glycemic Control in Diabetes," Diabetes Care, Vol. 26, No. 4, 2003, pp. 1277-1294.

69.   J. P. Brown, "A Review of the Genetic Effects of Naturally Occurring Flavonoids, Anthraquinones and Related Compounds", Mutation Research, Vol. 75, No. 3, 1980, pp. 243-277.

70.   S. W. Choi, B. W. Son, Y. S. Son, Y. I. Park, S. K. Lee e M. H. Chung, "The Wound-Healing Effect of a Gly-coprotein Fraction Isolated from Aloe vera," British Jour-nal of Dermatology, Vol. 145, No. 4, 2001, pp. 535-545.

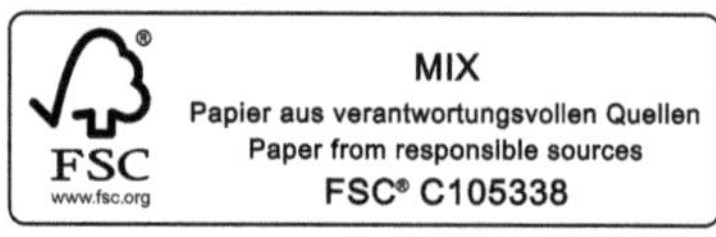

Printed by Books on Demand GmbH, Norderstedt / Germany